gesunde & schnelle

Low Carb Snacks

für zwischendurch

---

von Marie Jung

Inhalt

Aus der Reihe gesunde und schnelle Snacks

Liebe Leserin, lieber Leser,

das Snack-Buch ist Teil der Reihe „gesunde und schnelle Snacks“.

Enthalten sind folgende Bücher:

- gesunde und schnelle Snacks für zwischendurch
- gesunde und schnelle Low Carb Snacks für zwischendurch
- gesunde und schnelle Low Fat Snacks für zwischendurch

Gratis: Die 15 besten Smoothies von Marie

Als kleines Geschenk habe ich exklusiv für meine treuen Amazon-Leser ein Gratis-Ebook mit meinen 15 besten Smoothie- und Shake-Rezepten erstellt. Wie immer wird viel Wert auf einfache Grundzutaten mit schneller Zubereitungszeit gelegt – ohne auf einen leckeren Geschmack verzichten zu müssen.

Die Rezepte schicke ich dir an deine Email-Adresse gratis, dir entstehen natürlich keine weiteren Kosten. Speichere dir die PDF-Datei einfach ab und behalte sie für immer bei dir:

Für dein Gratis-Geschenk der 15 besten Smoothies und Shakes einfach folgende Adresse in deinen Browser eingeben:

http://gesunde-leckere-rezepte.de/15-smoothies

Ich wünsche dir viel Spaß beim Mixen und Genießen!

Low Carb Snacks – der ideale Begleiter

Jeder von uns kennt die Situation, der Magen knurrt, für eine große Mahlzeit ist es noch zu früh oder sie liegt gerade erst eine Stunde zurück. Oder es ist auf mangelnde Zeit zurückzuführen, sodass wir keine ausgiebige Hauptmahlzeit zu uns nehmen können. Vielleicht liegt es auch an der derzeitigen Diät, jetzt nicht richtig zuschlagen zu können. Die Gründe können vielfältig sein. Hier kommen leckere kleine Snacks ins Spiel. Diese ermöglichen uns auch zwischen den Hauptmahlzeiten den Hunger zu stillen und dem Körper etwas Gutes zu tun – ohne viele Kalorien zu uns nehmen zu müssen.

Egal ob im Büro, unterwegs oder zu Hause, die wohlschmeckenden Snacks sind überall gern willkommen und helfen uns den Tag mit viel Energie sowie Freude zu überstehen. Je nach Situation hilft vielleicht eine kleine Energiebombe, da wir uns im Büro wieder einmal total schlapp fühlen. Oder es ist einfach nur die Ergänzung unserer Ernährung durch viele gesunde Nährstoffe.

Mit Hilfe dieses Buchs, liebe Leserin/lieber Leser, teile ich mit dir eine Fülle abwechslungsreicher Snackideen. Ich bin Marie Jung und habe bereits unzählige Snacks für das Büro und unterwegs ausprobiert. Meine besten Low-Carb-Snacks habe ich nun für dich in diesem Buch zusammengestellt. In dem Buch gesunde und schnelle Snacks für zwischendurch sind bereits einige wenige Low-Carb-Rezepte enthalten, die der Vollständigkeit halber hier übernommen worden. Darüber hinaus sind in diesem Buch annährend 30 neue Low-Carb-Snacks enthalten. Dabei sind für jeden Geschmack leckere und vor allem gesunde Snacks dabei. Somit ist es dir jederzeit möglich eine abwechslungsreiche Low-Carb-Ernährung beizubehalten – auch unterwegs.

Dabei wird in dem Buch besonders viel Wert auf ein einfaches Zurechtfinden gelegt. Es wurde bewusst auf unnötigen Schnickschnack verzichtet und alle Energie in die einfache und zweckdienliche Präsentation der Rezepte gelegt. Somit findest du dich auch unterwegs - beim Einkaufen, in der Bahn oder auf dem Wochenmarkt – schnell zurechtfinden ohne von Unnötigen Informationen überflutet zu werden.

Daneben wurde bei der Auswahl der Snackrezepte ebenfalls Wert auf den weitesgehenden Verzicht von Zucker gelegt. Dadurch wird es dir möglich sein ein konstantes Energielevel über den ganzen Tag aufrecht zu erhalten, ohne die bekannten Energietiefs. Du wirst dich frischer und vitaler fühlen, deine Arbeitsleistung wird steigen. Neben wenigen Rezepten mit einer extrem geringen Menge Zucker durch eine Prise Zucker oder 1 Teelöffel Honig stellen gesunde Snacks mit enthaltenem Obst die einzigen Ausnahmen in Bezug auf Zuckerverzicht dar. Hier überwiegen die Vorteile des Obstes durch die vielen Vitamine und Phytamine. Dabei wird in diesen wenigen Fällen nur Obst genommen, das von Natur aus wenig Fructose enthält wie beispielsweise Beerenobst, sodass stets eine Low-Carb-Ernährungsweise gewährleistet wird.

Wie ist das Buch aufgebaut?

Der Schlüssel zu einem guten Snack liegt neben gesunden Zutaten in einer kurzen Zubereitungszeit, denn Zeit haben heutzutage die Wenigsten. Aus diesem Grund wird in diesem Buch besonders viel Wert auf eine möglichst kurze Zubereitungszeit gelegt. Zum einfachen Zurechtfinden in dem Buch ist das erste Kapitel gefüllt mit Snacks, die weniger als 10 Minuten Zubereitungszeit benötigen – für die Eiligen. Im zweiten Kapitel sind etwas komplexere Sacks zusammengefasst, die weniger als 30 Minuten Zubereitungszeit benötigen. Das heißt nun keinesfalls, dass 30 Minuten Arbeitszeit benötigt werden. In die Zubereitungszeit fallen auch die Back-, Brat- oder Kochzeiten für einen Teilschritt. Häufig kommt es selbst in dem zweiten Kapitel vor, dass die eigentliche Arbeitszeit unter 10 Minuten liegt und für die Backzeit beispielsweise 12 Minuten veranschlagt werden. Du siehst also, dass selbst die etwas längerdauernden Rezepte häufig mit wenig Aufwand hergestellt werden können.

Die Snacksalate haben – ungeachtet der 10- und 30-Minuteneinteilung – ein eigenes Kapitel erhalten. Somit kannst du schnell zu den Salaten springen und hast diese übersichtlich vor dir. Ich empfehle dir jeden Tag mindestens einen Snacksalat zu essen.

Als kleinen Bonus gibt es im letzten Kapitel einige Ideen für simple Snacks, die nur aus einer Zutat bestehen, wenn es noch schneller gehen muss oder du keine größeren Aufbewahrungsmöglichkeiten mitnehmen kannst. Bei den simplen Snacks ist nahezu keine Zubereitungszeit erforderlich. Diese ermöglichen dir dadurch eine zusätzliche Abwechslung oder Option für deinen Tag. So kann beispielsweise vormittags ein simpler Snack gegessen werden und nachmittags ein Snack aus den ersten beiden Kapiteln gewählt werden oder du greifst zu einem vitalen Snacksalat. Die möglichen Einsatzbereiche sind ebenso vielfältig wie die Snackrezepte selbst.

Darüber hinaus ist es auch möglich die Snacks als kompletten Hauptmahlzeitersatz zu verwenden. Hast du mittags keinen großen Hunger oder fehlt dir schlicht die Zeit, kann ein größerer Snack der ideale Retter sein. Je nach Bedarf können in einer solchen Situation die Portionsgrößen erhöht werden oder 2 Portionen und mehr gegessen werden.

Aufbau der Rezepte

Vorab gibt es an dieser Stelle zum besseren Verständnis noch ein paar Hinweise zum Aufbau der Rezeptanleitung.

Jedes Rezept wird mit einer Portionsanzahl angegeben. Die ideale Portionsgröße variiert allerdings stark von Person zu Person. Was für den Einen bereits eine ausreichende Zwischenmahlzeit darstellt, kann für den Nächsten allenfalls als Appetitanreger gelten. Du wirst jedoch schnell herausfinden wie viel du wirklich von deinen Lieblingssnacks benötigst.

Sollte ein Snack beispielsweise mit 2 oder 4 Portionen angegeben sein, so stelle den vorerst nicht benötigten Rest kühl. Diesen kannst du auch am nächsten Tag mitnehmen und hast etwas Arbeitszeit gespart. Oder vielleicht isst du die 2 Portionen des gleichen Snacks am selben Tag sowohl vormittags als auch nachmittags. Durch das intelligente Vorbereiten mehrerer Portionen kann bereits eine Menge Zeit gespart werden.

Darüber hinaus gibt es zu jedem Rezept eine empfohlene Zutatenliste. Sollten einmal nicht alle notwendigen Zutaten im Haus sein, wechsle einige Zutaten aus oder lasse die ein oder andere nicht ganz so wichtige Zutat weg. Der Kreativität sind keine Grenzen gesetzt.

Als Anregung gibt es zu vielen Snacks weitere Varianten. Somit kannst du auch nach mehrmaligem Zubereiten deines Lieblingssnacks stets neue leckere erprobte Kombinationen ausprobieren.

Für die meisten unter uns ist es wahrscheinlich bekannt, die Standardgröße bei der Portionierung einer kleinerer Zutaten wird gerne in Löffelgrößen angegeben. Dabei ist: TL = Teelöffel, EL = Esslöffel.

Zusätzlich wird zu jedem Snack die ungefähre Haltbarkeit angegeben. Dabei bedeutet „+“ einige Stunden, „++“ bis zu einem Tag und „+++“ bis zu zwei Tagen. Diese Angaben hängen allerdings stark von der

Umgebungstemperatur ab. Im Sommer ist die maximale Haltbarkeitszeit geringer als bei tieferen Temperaturen im Winter. Die Angaben sind also für eine gewöhnliche Raumtemperatur von 21°C zu verstehen. Mit einem Kühlschrank im Büro oder zu Hause kann die Haltbarkeit deutlich gesteigert werden. Sollte kein Kühlschrank zur Verfügung stehen eignen sich Thermoboxen hervorragend um die Haltbarkeit und Frische deutlich zu verlängern. Empfehlen kann ich die Kängabox mini. Durch die isolierende Schicht bleibt die Kälte über einen längeren Zeitraum in der Aufbewahrungsbox. *Tipp*: Durch das Hinzupacken eines Kühlakkus kann die Kühlzeit und damit die Haltbarkeit der Snacks nochmals gesteigert werden.

Neben der Haltbarkeit findest du unter vielen Rezepten eine Angabe über die Art der Rezepte. Hier gibt es die Einteilung „Laktosefrei", „Glutenfrei" oder „Hauptmahlzeitersatz", die dir ein einfaches Zuordnen der Snacks – je nach Ernährungsziel – ermöglichen. Somit kannst du beispielsweise schnell Rezepte ohne Gluten oder Laktose ausfindig machen – ohne selbst nach den Zutaten zu recherchieren zu müssen.

Verwende das Buch als Nachschlagewerk für leckere Snackideen und du wirst energiegeladener und entspannter durch den Tag kommen. Nun aber genug der einleitende Worte und viel Spaß beim Ausprobieren der leckeren Snacks.

Wichtige Grundzutaten einer Low-Carb-Ernährung

Trotz guter Planung der Rezepte über den Tag kann es durchaus vorkommen die eine oder andere Zutat zu wenig eingekauft zu haben. Oder die lieben Partner und Kinder haben sich den ein oder anderen leckeren Snack gegönnt und es sind wichtige Zutaten leider aus.

Um solchen Situationen nicht mit leeren Taschen dazustehen, empfiehlt es sich stets eine gewisse Grundausstattung von geeigneten Low-Carb Grundelementen daheim zu haben. Hierzu zählen beispielweise Hähnchen, Pute, Rind, Low-Carb-Brot, viele Käsesorten, Nüsse, Lachs und weitere Fischsorten. Darüber hinaus ist stets ausreichend Gemüse wichtig. Häufig wird beispielsweise Avocado oder Blattsalat und Tomaten benötigt.

Abgesehen von den Salatzutaten ermöglichen dir diese Komponenten stets eine ausreichende Zufuhr von lebensnotwendiger Energie ohne dabei Kohlenhydrate zu verwenden. Dabei können viele dieser Grundzutaten tiefgekühlt gelagert werden und ermöglichen es dir jederzeit auf ein reichhaltiges Sortiment zurückgreifen zu können.

Neben diesen Grundzutaten wird aufgrund des Fehlens von Zucker bei vielen Anwendern einer Low-Carb-Ernährung gerne ein Zuckerersatz in Form von Süßstoff verwendet. Bei einigen süßlichen Snacks bzw. allgemein Speisen kann somit ein angenehmer Geschmack erzeugt werden, ohne Unmenge von Zucker zu verwenden. Der Süßstoff sollte jedoch nur im Notfall verwendet werden.

5 bekannte Low Carb Fallen und wie du sie umgehst

1. In der Planung liegt der Schlüssel zum Erfolg

Eine optimale Ernährungsumstellung kann nur durch eine solide Planung erfolgen. Althergebrachte Essgewohnheiten müssen ausgemerzt werden um sie durch neue frische Regeln zu ersetzen. Dabei ist die richtige Planung das Fundament und der Schlüssel zum Erfolg – wie so häufig im Leben.

Nun nehme ich an, dass du dich bereits mit dem Kauf dieses Buchs für eine Low-Carb Ernährung entschieden hast und bereits das ein oder darüber gelesen hast. Wahrscheinlich in Form guter Artikel im Netz oder gar das ein oder andere Buch mit vielen nützlichen Tipps. Aus eigner Erfahrung kann ich dir unbedingt raten das neue Wissen anzuwenden. Dabei ist es wichtig den Tagesablauf zumindest in den ersten Wochen durchzuplanen. Das fängt mit dem Frühstück, Mittag und Abendbrot an und hört mit kleinen Snacks für den häufig auftretenden Heißhunger auf. Durch die neue Einkaufsliste müssen schließlich andere Lebensmittel gekauft werden als die sonst typisch kohlenhydratlastigen Nahrungsmittel wie Reis, Kartoffeln, Nudeln oder Brot.

Somit steht dir am Anfang eine neue und spannende Zeit bevor. Um diese optimal zu meistern bedarf einer guten Planung. Nach einiger Zeit wird dir die neue Ernährungsweise ins Blut übergehen, sodass die geplanten Mahlzeiten zur Routine werden, sowohl was den Einkauf betrifft als auch das Timing und die Zubereitung der Gerichte selbst. Fange also gleich jetzt mit der Planung für die nächsten 4 Wochen an und du wirst grandiose Erfolge in kurzer Zeit feiern.

2. Heißhunger auf Lebensmittel mit Kohlenhydrate besiegen

In der Planung wurde bereits ein weiteres häufiges Problem angedeutet: der gute Heißhunger. Wir alle kennen das: Zwischendurch übermannt es uns wieder einmal und wir wollen nun unbedingt unseren Heißhunger stillen.

Vor allem in der Anfangszeit wird unser Körper häufig nach Kohlenhydraten schreien. Eine kleine Ausnahme hier und da, und schon sind wir in einem Strudel. Die Ausnahmen werden schnell zur Gewohnheit, sodass aus einer Low-Carb Ernährung eine gewöhnliche Ernährung wird.

Was ist nun also zu tun wenn uns wieder einmal der kleine Heißhunger übermannt? Es ist in erster Linie ein bedingungslos starker Widerstand von dir erforderlich. Genau dieser Willen entscheidet am Ende über den Erfolg deiner neuen Low-Carb-Ernährung.

Doch was kannst du nun konkret tun um nicht Stunden bis zu nächsten Mahlzeit zu hungern? Du kannst natürlich probieren diese Phase zu überwinden, doch aller Wahrscheinlichkeit nach wirst du dich eher schlapp und demotiviert fühlen - spätestens nach einigen Tagen oder Wochen. Genau zu diesem Zweck habe ich dieses Buch für dich erschaffen – für den kleinen Hunger zwischendurch. Such dir einige leckere Snack aus und du wirst deinen Zwischendurch-Hunger in den Griff bekommen. Durch einen kleinen Snack wirst du dich zudem viel energiegeladener fühlen und neue Motivation schöpfen ohne dabei massig an Kalorien oder Kohlenhydraten zu dir nehmen zu müssen.

Du siehst also, dass ein wichtiger Erfolgsfaktor deiner neuen Ernährungsweise das richtige Verhalten beim Auftreten von Heißhunger ist. Habe stets für diese Phasen ein oder zwei Snacks parat (oder einen eisernen Willen) und du wirst deinen Plan erfolgreich in die Tat umsetzen.

3. Vernachlässigung von ausreichender Bewegung

Eine Diät ist häufig mit einem Kaloriendefizit verbunden. Dadurch fühlen sich viele oft sehr schlapp und lustlos. Der für das Wohlbefinden so wichtige Sport bzw. allgemein Bewegung bleibt durch diese Lustlosigkeit meist auf der Strecke.

Bei einer Low-Carb-Ernährung benötigst du jedoch kein Kaloriendefizit für den Erfolg. Aus diesem Grund ist eine richtige Ernährung wichtig. Das heißt nun konkret, dass wir uns von der alten Vorstellung verabschieden müssen, möglichst wenig Fett zu uns zu nehmen. Wir ersetzten die sonst häufig zu uns genommenen Kohlenhydrate durch viel Fett. Das Fett ist somit neben dem Eiweiß der Hauptenergieträger für dich und hat einen großen Anteil sowohl an deiner Leistungsbereitschaft als auch an deinem Wohlbefinden. Bereite also Speisen mit viel gesunden Fettgehalt beispielsweise mit Avocados oder Lachs zu.

Dadurch wirst du energiegeladener sein und auch gerne weiterhin Bewegung bzw. Sport ausführen können. Dein Wohlbefinden wird somit noch mehr steigen und du wirst zusätzliche Motivation schöpfen. Genau das was wir wollen.

4. Die Variation macht es

Um längere Zeit am Ball zu bleiben, ist ein weiterer Erfolgsfaktor etwas Abwechslung. Jeden Tag den gleichen Snack oder die gleichen Mahlzeiten zubereiten, macht auf Dauer keinen Spaß. Darüber hinaus wird eine derartige Ernährung zu schnell einseitig, wodurch wichtige Nährstoffe fehlen.

Bringe also Abwechslung ins Spiel und erhöhe deine Motivation um ein Vielfaches. Such dir einige Snacks für die Woche heraus, sodass du jeden Tag einen anderen Salat oder Vormittagssnack hast. Plane die Snacks, indem du, wie unter Schritt 1 beschrieben, eine Einkaufsliste erstellst und somit alle nötigen Zutaten für einen guten Start in die Woche zur Verfügung hast.

5. Zu wenig Gemüse

Ein wichtiger Aspekt einer gesunden Ernährungsweise ist generell der Verzerr von vielem frischen Gemüse. Dadurch werden unserem Körper viele wichtige Vitamine, Phytamine, Mineralien und Spurenelemente zugeführt. Das ist besonders in einer Low-Carb-Ernährung wichtig, da unser Körper anfangs eine beachtliche Umstellung durchführt und dabei optimal versorgt werden muss.

Darüber hinaus liefert dir das Gemüse wichtige Ballaststoffe die beispielsweise einen äußerst wichtigen Einfluss auf eine optimale Funktion unserer Verdauung haben. Gerade durch die verhältnismäßig hohe Menge an Fetten und Eiweißen benötigt unser Körper viele Ballaststoffe um diese gut verarbeiten zu können.

Bereite also zu jeder Mahlzeit viel Gemüse als Beilage zu. Darüber hinaus empfehle jeden Tag mindestens einen frischen Salat zu essen.

Low Carb Snacks in weniger als 10 Minuten

1.Bauernrührei

Portionen: 2 Portionen

Zubereitungszeit: 6 Minuten

Zutaten

- 4 L-Eier
- 2 EL Röstzwiebeln
- 3 EL Schlagsahne (30% Fett)
- 4 Scheiben Lachsschinken
- 40 g Schnittlauch
- 2 EL Olivenöl
- Pfeffer, Salz

Nährwerte pro Portion

330 kcal (1385 kJ) | 21,7 g Eiweiß / 1,1 g Kohlenhydrate / 26,3 g Fett

Zubereitung

1. 4 Eier in einer Schüssel aufschlagen und 2 EL süße Sahne sowie 2 EL Röstzwiebeln beimengen. Mit Salz und Pfeffer würzen.
2. 4 Scheiben Lachschinken in kleine Würfel schneiden. Etwas Olivenöl in eine Pfanne geben und die Schinkenwürfel kurz bei großer Hitze anbraten.
3. Wenn der Schinken leicht kross ist, die Eiermischung darüber geben und mit einem Kochlöffel unter ständigem Rühren ausbacken.
4. 40 g Schnittlauch in Röllchen schneiden auf dem Ei gleichmäßig verteilen.

Variante

A. Mit gekochten Kartoffeln vom letzten Mittagessen, wird das Bauernrührei in ein Bauernfrühstück verwandelt. Dazu die Kartoffeln fein Würfeln und mit unter die Eiermasse mischen.

Haltbarkeit: +

Glutenfrei | Hauptmahlzeitersatz

2.Eierkuchen

Portionen: 2 Portionen

Zubereitungszeit: 9 Minuten

Zutaten

- 3 Eier
- 75 g Eiweißpulver
- 75 g Traubenkernmehl
- 100 ml Milch
- 100 ml Wasser
- 2 EL Olivenöl

Nährwerte pro Portion

216 kcal (904 kJ) | 23 g Eiweiß / 5,8 g Kohlenhydrate / 9 g Fett

Zubereitung

1. Alle Zutaten in eine Schüssel geben und miteinander gründlichen vermischen.
2. 2 EL Olivenöl in eine heiße Pfanne geben und eine große Kelle von dem Eierkuchenteig hineingeben.
3. Eierkuchen von beiden Seiten leicht bräunlich anbraten.

Varianten

A. Der Eierkuchen kann man nach Belieben süß belegt werden z.B. mit diversen Früchten ohne viel Fruchtzucker wie Himbeeren oder Heidelbeeren.
B. Auch herzhafte Eierkuchen sind lecker. Hierfür beispielsweise etwas Schinken mit dem Eierkuchen einrollen.

Haltbarkeit: ++

Glutenfrei

3.Brot mit Lachs

Portionen: 1 Portion

Zubereitungszeit: 5 Minuten

Zutaten

- 1 Scheibe Low Carb Brot
- 50 g geräucherten Lachs
- 1 EL Frischkäse
- Spritzer Zitrone
- Etwas Dill, Schnittlauch

Nährwerte pro Portion

160 kcal (670 kJ) | 17 g Eiweiß / 3 g Kohlenhydrate / 9 g Fett

Zubereitung

1. Schnittlauch in kleine Ringe schneiden und unter den Frischkäse mischen.
2. Frischkäse auf die Low Carb Brotscheibe verteilen und den Lachs darauflegen.
3. Den Lachs mit Zitrone beträufeln und mit dem Dill garnieren.

Variante

A. Als zusätzliche Garnierung eignet sich ebenfalls hervorragend Petersilie oder Kresse.

Haltbarkeit: +

4.Grüner Smoothie mit Avocado

Portionen: 2 Portion

Zubereitungszeit: 7 Minuten

Zutaten

- 1 Avocado
- 1/2 Gurke
- 1 kleine Papaya
- 1 Handvoll Rucola
- 1 Handvoll Minzblätter
- 10 Blätter Basilikum

Nährwerte pro Portion

176 kcal (736,5 kJ) | 2,2 g Eiweiß / 6,9 g Kohlenhydrate / 15,8 g Fett

Zubereitung

1. Avocado halbieren, entsteinen, schälen und das Fruchtfleisch grob in Stücke schneiden.
2. Gurke in grobe Stücke schneiden.
3. Papaya aufschneiden und die Kerne entfernen. Anschließend das Fruchtfleisch herauslöffeln und in Stücke schneiden.
4. Alle Zutaten inklusive Rucola, Minzblätter und Basilikum in einen Standmixer geben, etwas Wasser hinzugeben und 3 Minuten auf maximaler Stufe pürieren.

Variante

A. Anstelle der Papaya ist Mango eine leckere Alternative.
B. Die Salatblätter können auch durch viele andere Blätter ersetzt werden wie Feldsalat oder Eisbergsalat. Somit werden die unterschiedlichsten Geschmacksrichtungen erzeugt.

Haltbarkeit: +

Glutenfrei

5.Tomaten-Feta-Spieß

Portionen: 2 Portionen

Zubereitungszeit: 8 Minuten

Zutaten

- 150 g Strauchtomaten
- 100 g Fetakäse
- 1 TL abgeriebene Zitronenschale
- 2 EL Zitronensaft
- 10 Blätter Basilikum
- 1 EL Olivenöl
- Pfeffer, Salz

Nährwerte pro Portion

241 kcal (1007 kJ) | 12,8 g Eiweiß / 2,7 g Kohlenhydrate / 19,7 g Fett

Zubereitung

1. 150 g Strauchtomaten und 100 g Fetakäse in 2-3 cm große Stücke schneiden.
2. Tomaten und Käse abwechselnd auf 8 Holzspieße stecken.
3. 2 TL Zitronenschale, 4 EL Zitronensaft, 3 EL Olivenöl, Salz und Pfeffer verrühren und über die Spieße träufeln.
4. 10 Basilikumblättchen grob zerzupfen und darüber streuen.

Haltbarkeit: +

Glutenfrei

6.Sandwich

Portionen: 2 Portionen

Zubereitungszeit: 8 Minuten

Zutaten

- 2 Scheiben Low Carb Brot
- 20 g Haferkleie
- 1 Ei
- 45 g Quark (40%)
- 1 EL Frischkäse
- 1 Scheibe Schinken
- 1 Scheibe Käse (z.B. Gouda oder Emmentaler)
- 1 TL Backpulver
- Pfeffer, Salz

Nährwerte pro Portion

285 kcal (1192 kJ) | 26,3 g Eiweiß / 7,7 g Kohlenhydrate / 16,9 g Fett

Zubereitung

1. 20 g Haferkleie und 1 TL Backpulver in eine mikrowellengeeignete Schüssel geben und vermischen.
2. 45 g Quark und 1 Ei dazugeben und verrühren.
3. Mit Salz und Pfeffer mischen und etwa 3 Minuten quellen lassen.
4. Abgedeckt 1 Minuten in der Mikrowelle erhitzen, sodass das Dressing warm wird.
5. 2 Scheiben Toastbrot antoasten.
6. Mit 1 EL Frischkäse, 1 Scheibe Schinken und 1 Scheibe Käse das Toastbrot belegen.
7. Falls der Toast sich nicht umdrehen lässt, die Masse herausholen, und umgedreht mit dem Löffel etwas an die Schüssel drücken.

Variante

A. Nach Belieben mit anderen schmackhaften Wurst- und Käsesorten belegen wie z.B. Salami.

Haltbarkeit: +

7.Lachstatar

Portionen: 3 Portionen

Zubereitungszeit: 9 Minuten

Zutaten

- 400 g Räucherlachs
- 3 kleine Frühlingszwiebeln
- 4 Stiele Petersilie
- 3 EL Balsamico
- 2 TL mittelscharfer Senf
- 2 TL feine Kapern (aus dem Glas)
- 1 EL Kapernsud
- Pfeffer, Salz

Nährwerte pro Portion

302 kcal (1264 kJ) | 28 g Eiweiß / 2,1 g Kohlenhydrate / 20 g Fett

Zubereitung

1. 400 g Räucherlachs fein würfeln.
2. Frühlingszwiebeln putzen und das Hellgrüne in kleine Ringe schneiden. Das weiße der Ziebeln würfeln.
3. Blättchen von 4 Stielen Petersilie abzupfen und fein hacken.
4. Balsamico, mittelscharfer Senf, 2 TL feine Kapern und 1 EL Kapernsud verrühren.
5. Lachs, Frühlingszwiebeln und Petersilie untermischen.
6. Mit Salz und Pfeffer würzen.

Haltbarkeit: +

Glutenfrei

8.Gefüllte Avocado mit Olivenöl

Portionen: 2 Portion

Zubereitungszeit: 6 Minuten

Zutaten

- 1 Avocado
- 1 große Tomate
- 1 kleine Zwiebel
- 1 EL Basilikum
- 1 TL Oregano
- 2 EL Olivenöl
- 2 EL Balsamico
- Pfeffer, Salz

Nährwerte pro Portion

249 kcal (1038 kJ) | 1,7 g Eiweiß / 4,4 g Kohlenhydrate / 24,8 g Fett

Zubereitung

1. Die 1 Avocado längs halbieren und den Kern herausnehmen. Avocadohälften mit Salz und Pfeffer würzen.
2. 1 Tomate in mittelgroße Würfel schneiden. 1 Zwiebel in feine Stückchen hacken. Basilikumblätter fein zerkleinern.
3. Tomate und Zwiebeln in die Hälften geben. Mit 2 EL Olivenöl und 2 EL Balsamico auffüllen und 2 EL Basilikum sowie 1 TL Oregano darüber streuen.

Haltbarkeit: ++

Glutenfrei | Laktosefrei

9.Hähnchenbrust auf Ei

Portionen: 3 Portionen

Zubereitungszeit: 10 Minuten

Zutaten

- 300 g gegarte Hähnchenbrustfilets
- 1 mittelgroße Gewürzgurken
- 2 hart gekochte M-Eier
- 40 g Frühlingszwiebel(n), gehackt
- 25 g Mayonnaise
- 25 g saure Sahne
- 1 EL Oregano
- Pfeffer, Salz

Nährwerte pro Portion

238 kcal (1047 kJ) | 27,9 g Eiweiß / 1,0 g Kohlenhydrate / 13,1 g Fett

Zubereitung

1. 40 g Frühlingszwiebeln fein hacken.
2. Hähnchenbrustscheiben in kurze, ca. 1 cm breite Streifen schneiden.
3. 1 Gewürzgurke, 2 hart gekochte M-Eier, die Frühlingszwiebeln, 25 g Mayonnaise, 25 g Saure Sahne, 1 EL Oregano, Pfeffer und Salz in einer großen Schüssel mischen.
4. Das Hähnchenfleisch dazu geben und gut verrühren.

Variante

A. Als Mayonnaise kann ruhig die etwas fettere genommen werden. Bei extremer Diät kann die etwas leichtere Mayonnaise genommen werden.

Haltbarkeit: +

Glutenfrei

10.Low-Carb Proteineis

Portionen: 1 Portion

Zubereitungszeit: 5 Minuten

Zutaten

- 150 g Quark (20%)
- 100 g Himbeeren (gefroren)
- 2 Spritzer Süßstoff
- 15 g Proteinpulver (Vanillegeschmack)
- etwas Zimt

Nährwerte pro Portion

260 kcal (1092 kJ) | 32,8 g Eiweiß / 10,0 g Kohlenhydrate / 8,4 g Fett

Zubereitung

1. Die gefrorenen Himbeeren mit einem Schluck Wasser in einen Standmixer füllen und fein pürieren. Die restlichen Zutaten in den Standmixer geben und nochmals für einige Minuten kräftig durchmixen.
2. In eine Plastikschüssel geben und in Tiefkühler stellen.

Varianten

A. Anstelle der Himbeeren können beliebige Früchte verwendet werden.

Haltbarkeit: +

Glutenfrei

11.Feldsalat mit Rindfleisch-Streifen

Portionen: 1 Portion

Zubereitungszeit: 8 Minuten

Zutaten

- 50 g mageres Rindfleisch
- 50 g Endiviensalat
- 50 g Feldsalat
- 1 mittelgroße Tomate
- 1 EL mildes Essig
- 1 EL Olivenöl

Nährwerte pro Portion

151 kcal (631 kJ) | 11 g Eiweiß / 0 g Kohlenhydrate / 11,7 g Fett

Zubereitung

1. 50 g mageres Rindfleisch in feine Streifen schneiden und in 1 EL Olivenöl knusprig anbraten.
2. Bratsud mit 3 EL Wasser und 1 EL mildem Essig ablöschen und dabei für 10 Sekunden kurz aufkochen lassen.
3. 50 g Feldsalat, 50 g Endiviensalat waschen sowie 1 mittelgroße Tomate waschen und kleinschneiden.
4. Den Salat und die Tomate auf den Teller geben und mit den knusprigen Rindfleischstreifen bedecken.
5. Bratsud als Dressing gleichmäßig über Salat und das Rindfleisch verteilen.

Haltbarkeit: ++

Glutenfrei | Laktosefrei

12.Kekse mit Nüssen

Portionen: 2 Portionen

Zubereitungszeit: 14 Minuten

Zutaten

- 2 EL Mandeln
- 2 EL Cashewkerne
- 2 Datteln
- 1 Eigelb
- 75 g gemahlene Mandeln
- 30 g Butter

Nährwerte pro Keks

91 kcal (381 kJ) | 2,3 g Eiweiß / 2,5 g Kohlenhydrate / 7,8 g Fett

Zubereitung

1. 2 EL Mandeln, 2EL Cashewkerne und 2 Datteln mit einem Messer klein hacken.
2. 30 g Butter in einem Topf bei geringer Hitze schmelzen lassen.
3. 75 g gemahlene Mandeln, das Eigelb und die restlichen Zutaten miteinander vermischen, sodass ein Teig entsteht.
4. Nach Belieben mit etwas Süßungsmittel verfeinern.
5. 12 kleine Kugeln aus dem Teig zu Taler formen.
6. Die Kekse im vorgeheizten Ofen bei 180°C Umluft ca. 10 Minuten backen lassen. Dann das Blech aus dem Ofen nehmen und die fertigen Low Carb Kekse abkühlen lassen.

Variante

A. Anstelle der Mandeln können beliebige andere Nussarten verwendet werden, wie Haselnüsse oder Walnüsse.

Haltbarkeit: +++

Glutenfrei

13.Dattelschwein

Portionen: 2 Portionen

Zubereitungszeit: 12 Minuten

Zutaten

- 3 Scheiben Schweinerückenfleisch (je 75 g)
- 3 Scheiben Parmaschinken
- 3 Datteln
- Salz

Nährwerte pro Portion

232 kcal (971 kJ) | 32,4 g Eiweiß / 9,9 g Kohlenhydrate / 6,9 g Fett

Zubereitung

1. 3 Scheiben Schweinerückenfleisch plattieren und quer halbieren.
2. 3 Scheiben Parmaschinken ebenfalls halbieren und auf die Schweinerücken legen.
3. Datteln entkernen und vierteln. Auf die Fleischscheiben legen. Das Fleisch um die Datteln herum aufrollen und mit Holzstäbchen feststecken.
4. Auf dem heißen Grill oder der Pfanne rundherum 6-7 Min. grillen bzw. braten und dabei salzen.

Variante

A. Mit etwas Rauke garnieren.

Haltbarkeit: +

Glutenfrei

14.Tomaten-Zucchini-Snack mit Feta

Portionen: 2 Portionen

Zubereitungszeit: 15 Minuten

Zutaten

- 2 mittelgroße Zucchini
- 3 kleine Tomaten
- 100 g Fetakäse
- 2 EL Olivenöl
- 2 Zweige Basilikum
- Pfeffer Salz

Nährwerte pro Portion

225 kcal (938 kJ) | 11,8 g Eiweiß / 5,9 g Kohlenhydrate / 16,7 g Fett

Zubereitung

1. 2 mittelgroße Zucchini der lange nach halbieren und in kleine Scheiben schneiden. 3 Tomaten in grobe Stückchen schneiden. 100 g Fetakäse klein würfeln.
2. 2 EL Olivenöl in einer Pfanne erhitzen.
3. Die Zucchinischeiben darin etwa 5 Minuten bei mittlerer Hitze unter gelegentlichem Rühren anbraten.
4. Anschließend die Tomatenwürfel dazugeben und 2 - 3 Minuten mit garen.
5. Die Basilikumblätter von den Stängeln zupfen und zum Tomaten-Zucchini-Gemüse geben. Mit Salz und Pfeffer würzen.
6. Die Fetawürfel dazugeben und den Herd abschalten. Durch die Resthitze schmilzt der Feta-Käse und es ergibt sich eine cremige Soße.

Variante

A. Schmeckt sowohl kalt als auch warm serviert hervorragend.

Haltbarkeit: ++

Glutenfrei

15.Erbsen-Frittata

Portionen: 3 Portionen

Zubereitungszeit: 20 Minuten

Zutaten

- 250 g Lauch
- 200 g Erbsen
- 6 M-Eier
- 50 g Bergkäse
- 2 EL Petersilie
- 4 EL Olivenöl
- Pfeffer, Salz

Nährwerte pro Portion

371 kcal (1550 kJ) | 24,8 g Eiweiß / 12,1 g Kohlenhydrate / 24,5 g Fett

Zubereitung

1. 50 g Bergkäse reiben und 2 EL Petersilie klein hacken. Lauch in halbe Ringe schneiden.
2. 6 M-Eier verquirlen und mit Salz sowie Pfeffer würzen. Bergkäse und Petersilie untermischen.
3. 1 EL Olivenöl in einer Pfanne erhitzen. Lauch darin kurz andünsten. Erbsen zugeben und 4 Min. mitdünsten. Dabei etwas Salz und Pfeffer hinzugeben.
4. 3 EL Olivenöl in einer Auflaufform (20 x 15 cm) verteilen.
5. Ofen auf bei Ober- und Unterhitze auf 220°C vorheizen.
6. Gemüse in die heiße Form geben und die Eiermischung darüber verteilen.
7. 15 Minuten backen.

Haltbarkeit: +

Glutenfrei | Hauptmahlzeitersatz

16.Muffins

Portionen: 4 Portionen

Zubereitungszeit: 25 Minuten

Zutaten

- 200 g gemahlene Mandeln
- 75 g Margarine
- 4 M-Eier
- 1/2 TL Salz
- 1/4 TL Natron
- etwas Süßstoff

Nährwerte pro Portion

515 kcal (2158 kJ) | 18 g Eiweiß / 2,9 g Kohlenhydrate / 48,2 g Fett

Zubereitung

1. 4 M-Eier trennen. Dann Eiweiß mit einer Prise Salz steif schlagen.
2. Eigelb, 75 g Margarine und das restliche Salz 1-2 Minuten schaumig schlagen.
3. Natron und die gemahlenen Mandeln unterrühren.
4. Süßstoff nach eigenem Geschmack zugeben. Das steif geschlagene Eiweiß vorsichtig unterheben.
5. Die Masse in 12 Muffinformen füllen.
6. Bei 150°C Ober-Unterhitze ca. 20 Minuten backen.

Variante

A. Als Nüsse können andere Nussarten verwendet werden.
B. Anstelle der Nüsse sind Sauerkirschen ebenfalls lecker.

Haltbarkeit: ++

Glutenfrei | Laktosefrei | Hauptmahlzeitersatz

17. Brot

Portionen: 6 Portionen

Zubereitungszeit: 15 Minuten

Zutaten

- 300 g Magerquark
- 8 M-Eier
- 100 g gemahlene Mandeln
- 100 g geschrotete Leinsamen
- 5 EL Haferkleie, 2 EL Sojamehl
- 1 Päckchen Backpulver, 1 TL Salz
- 2 EL Sonnenblumenkerne, etwas Butter

Nährwerte pro Portion

301 kcal (1260 kJ) | 21,4 g Eiweiß / 9,8 g Kohlenhydrate / 19,4 g Fett

Zubereitung

1. Umluftherd auf 150°C vorheizen und 15 min. die Hitze halten, bevor der Teig in den Ofen kommt.
2. 300 g Magerquark, 8 M-Eier und 1 Päckchen Backpulver in einer Schüssel gut vermischen.
3. 100 g gemahlene Mandeln und 100 g geschrotete Leinsamen sowie 5 EL Speisekleie und 2 EL Sojamehl dazugeben und noch einmal gut durchrühren.
4. Masse in die gefettete Backform (25-30 cm) geben und mit 2 EL Sonnenblumenkernen bestreuen.
5. Bei 150°C mindestens 90 min. backen.
6. Das fertige Brot sollte im Kühlschrank in einer nicht fest geschlossenen Tüte aufbewahrt werden.

Variante

A. Ist der Teig zu flüssig und das fertige Brot sehr saftig/feucht kann das mit mehr Kleie abgeändert werden.

Haltbarkeit: +++

Glutenfrei

18.Maisbuletten

Portionen: 8 Portionen

Zubereitungszeit: 25 Minuten

Zutaten

- 500 g gemischtes Hackfleisch
- 6 Scheiben Vollkorntoastbrot
- 2 M-Eier
- 1 Dose Mais (285 g Abtropfgewicht)
- 1 Zwiebel
- 1 Knoblauchzehe
- 6 EL Öl
- Scharfes Paprikapulver, Salz, Pfeffer

Nährwerte pro Portion

284 kcal (1189 kJ) | 16 g Eiweiß / 14 g Kohlenhydrate / 17,5 g Fett

Zubereitung

1. Mais aus der Dose abtropfen lassen
2. Jedes Toast in etwa 3 gleichgroße Stückchen auseinanderrupfen.
3. 1 Zwiebel und1 Knoblauchzehe in kleine Würfelchen schneiden und in 2 EL Öl in der Pfanne glasig andünsten und anschließend abkühlen lassen.
4. Ofen auf 180°C bei Ober-Unterhitze vorheizen (Umluft 160°C).
5. Vermischen der Zutaten: 500 g gemischtes Hackfleisch, 2 M-Eier, Zwiebel-Knoblauchzehenmischung, Toaststückchen, 1 TL scharfes Paprikapulver und Salz in eine große Schüssel geben. Alles mit dem Quirl eines Handrührers oder manuell mit den Händen zu einer gleichmäßigen Masse zusammenfügen.
6. Mais mit einem Kochlöffel untermischen.
7. Masse mit feuchten Händen zu Bulettechen (ideal ca. 6 cm Durchmesser) formen.
8. Die Bulettechen mit insgesamt ca. 4 EL Öl von jede Seite 5 Min. bei mittlerer Hitze anbraten.
9. Auf ein Blech legen und im Ofen auf der mittleren Schiene 10 Min. garen.

Variante

A. Verfeinerung der Mixtur ist mit frischer Petersilie und Majoran hervorragend möglich.
B. Tunke die Toaststückchen in insgesamt 100 ml fettarme Schlagsahne bevor alles vermischt wird.

Haltbarkeit: ++

Laktosefrei

19.Pilz-Frittata

Portionen: 3 Portionen

Zubereitungszeit: 19 Minuten

Zutaten

- 1 mittelgroße Zwiebel
- 1 Knoblauchzehe
- je 100 g Champignons, Kräuterseitlinge und Shiitakepilze
- 100 g Baconstreifen
- 6 M-Eier
- 1 EL Petersilie
- 30 g geriebener Parmesan
- 2 EL Olivenöl

Nährwerte pro Portion

361 kcal (1510 kJ) | 23,5 g Eiweiß / 1,1 g Kohlenhydrate / 28,9 g Fett

Zubereitung

1. 1 mittelgroße Zwiebel, 1 Knoblauchzehe und 1 EL Petersilie fein hacken.
2. Je 100 g Champignons, Kräuterseitlinge und Shiitakepilze halbieren oder vierteln.
3. 2 EL Olivenöl in einer beschichteten Pfanne erhitzen. Zwiebeln, Knoblauch und 100 g Baconstreifen darin bei mittlerer Hitze anbraten.
4. Pilze dazugeben und weitere 4-5 Min. unter Rühren dünsten. Mit Salz und Pfeffer würzen.
5. Die Eier in einer Schüssel verquirlen. Salzen, pfeffern und die Petersilie untermischen.
6. Eiermischung über die Pilze geben und im vorgeheizten Ofen bei 190°C von unten 12 Min. backen. Nach ca. 6 Min. geriebenen Parmesan über die Frittata streuen.

Haltbarkeit: +

Glutenfrei | Hauptmahlzeitersatz

20.Rührei aus dem Backofen

Portionen: 1 Portion

Zubereitungszeit: 13 Minuten

Zutaten

- 2 L-Eier
- 1 EL Feta-Käse
- 2 TL fettarme Milch
- 20 g Schnittlauch
- etwas Fett
- Pfeffer, Salz

Nährwerte pro Portion

247 kcal (1032 kJ) | 20 g Eiweiß / 2 g Kohlenhydrate / 17,8 g Fett

Zubereitung

1. 2 Eier mit 2 TL Milch verquirlen.
2. 1 EL Feta-Käse reinbröseln und mit Pfeffer sowie Salz würzen.
3. Eine Tasse oder kleines Auflaufförmchen leicht einfetten und die Eimasse hineingeben. Dabei nicht mehr als Dreiviertel füllen, da die Eimasse aufgeht.
4. Im Backofen bei 160°C (Umluft 180°C) ca. 10 Min. stocken lassen.
5. Abschließend den Schnittlauch in kleine Röllchen schneiden und auf die Eimasse streuen.

Varianten

A. Etwas Kochschinken in der Eimasse gibt beim Kauen einen angenehmen Fleischgeschmack.
B. Herzhafte Salami verteilt in der Eimasse gibt eine pikante Note.
C. Kleine Tomatenstückchen in der Eimasse sind ebenfalls sehr lecker. Variante A bis C lassen sich mühelos kombinieren.

Haltbarkeit: +

Glutenfrei

21.Zucchini-Omelett

Portionen: 2 Portionen

Zubereitungszeit: 20 Minuten

Zutaten

- 1 mittelgroße Zucchini
- 4 M-Eier
- 1 kleine Zwiebel
- 40 g Schafskäse
- 4 Scheiben Schinken
- 6 EL Milch
- 2 EL Olivenöl
- Pfeffer, Salz

Nährwerte pro Portion

356 kcal (1485 kJ) | 27,3 g Eiweiß / 4,5 g Kohlenhydrate / 25 g Fett

Zubereitung

1. 1 Zucchini putzen und mit einem Sparschäler in dünne Scheiben hobeln.
2. 1 kleine Zwiebel fein würfeln.
3. 40 g Schafskäse klein würfeln.
4. Schinken quer in 0,5 cm breite Streifen schneiden.
5. 2 EL Olivenöl in Pfanne erhitzen.
6. Zwiebelwürfel darin bei mittlerer Hitze glasig anbraten.
7. Zucchini zugeben und mit Salz sowie Pfeffer würzen. Dabei Schafskäse darüber streuen.
8. 4 M-Eier und 6 EL Milch verquirlen und über die Zucchini-Streifen verteilen.
9. Bei mittlerer Hitze 2-3 Min. stocken lassen. Omelett zusammenklappen und weitere 2 Min. garen.
10. Abschließend mit Schinkenstreifen bestreuen.

Haltbarkeit: +

Glutenfrei | Hauptmahlzeitersatz

22.Zucchinifächer mit Feta

Portionen: 2 Portionen

Zubereitungszeit: 27 Minuten

Zutaten

- 2 kleine Zucchini (ca. 15 cm Länge)
- 125 g Feta-Käse
- 6 kleine Kirschtomaten
- 6 schwarze Oliven
- 2 Cherrytomaten
- 2 Frühlingszwiebeln
- 1 EL Kräuter der Provence
- 3 EL Olivenöl
- Pfeffer , Salz

Nährwerte pro Portion

256 kcal (1070 kJ) | 13,1 g Eiweiß / 0,6 g Kohlenhydrate / 22,9 g Fett

Zubereitung

4. 2 Zucchini waschen und putzen, aber das Stielende nicht entfernen. Zucchini der Länge nach dreimal bis fast zum Stielende in Streifen einschneiden.
5. Feta-Käse in lange Streifen schneiden und diese zwischen die Zucchinieinschnitte stecken.
6. Knoblauch in hauchdünne Scheiben schneiden und mit 1 EL Kräuter der Provence, 2 EL Olivenöl und Pfeffer in einem Schälchen verrühren.
7. Die Zucchinifächer damit bestreichen. Zugedeckt 7 Minuten marinieren lassen.
8. 2 Frühlingszwiebeln schräg in 2 cm lange Stücke schneiden.
9. Die Zucchinifächer in eine Auflaufform legen und mit Salz bestreuen. 2 Cherrytomaten, 2 Frühlingszwiebeln, 6 Oliven und 1 EL Olivenöl mit in die Auflaufform geben und alles ca. 18 Minuten im vorgeheizten Backofen bei 180° O/U backen.

Haltbarkeit: +

Glutenfrei

23.Knuspriger Ziegenkäse

Portionen: 4 Portionen

Zubereitungszeit: 14 Minuten

Zutaten

- 150 g Rolle Ziegenfrischkäse
- 4 EL gemischte Nüsse
- 1 EL Rosmarin
- 1 TL Honig
- 2 EL Balsamico
- 2 EL Olivenöl
- Meersalz

Nährwerte pro Portion

176 kcal (735 kJ) | 5,6 g Eiweiß / 1,7 g Kohlenhydrate / 16 g Fett

Zubereitung

1. Die 150 g Ziegenkäserolle in 4 Scheiben schneiden und einen Teller setzen.
2. 1 EL Rosmarin grob hacken und über den Ziegenkäse streuen. Anschließend mit 1 TL Honig beträufeln.
3. Im vorgeheizten Ofen bei 250°C Oberhitze ca. 4 bis 5 Min. überbacken (Umluft nicht empfehlenswert).
4. 4 EL Nüsse grob hacken. Nach 2 Min. Backzeit über die Käsescheiben streuen und mitbacken.
5. 2 EL Olivenöl und 2 TL Balsamico miteinander mischen. Die Käsescheiben mit etwas Meersalz bestreut und die Sauce drüber gießen.

Variante

A. Als Anrichtung ist Feldsalat sehr lecker. Zudem ist macht sich auch ein Vollkornbaguette als wunderbare Ergänzung hervorragend.

Haltbarkeit: +

Glutenfrei

24.Hähnchenbrust mit Kräuterquark

Portionen: 2 Portionen

Zubereitungszeit: 19 Minuten

Zutaten

- 200g Hähnchenbrust
- 100g Quark (40%)
- 1 Paprika
- 1 Zucchini
- 3 Champignons
- 6 Cherry-Tomaten
- etwas Thymian und Rosmarin
- 2 EL Olivenöl
- Pfeffer, Salz

Nährwerte pro Portion

245 kcal (2043 kJ) | 30,4 g Eiweiß / 4,5 g Kohlenhydrate / 12,1 g Fett

Zubereitung

1. 200 g Hähnchenbrust mit 2 EL Olivenöl anbraten und mit Salz sowie Pfeffer würzen.
2. Währenddessen 100 g Quark mit etwas Wasser glatt rühren. Mit Salz und gehackten Kräutern (Thymian und Rosmarin) nach Belieben abschmecken.
3. Zucchini und Paprika in kleine Streifen schneiden, Champignons vierteln, Cherry-Tomaten halbieren.
4. 2 EL Olivenöl erhitzen.
5. Erst Paprika anbraten, dann Zucchini und Champignons zugeben. Mit Salz und Pfeffer würzen.
6. Nun sollte die Hähnchenbrust fertig sein. Kurz vor dem Anrichten die Cherry-tomaten zugeben und kurz mitbraten.
7. Hähnchenbrust auf dem Gemüse anrichten und den Quark dazu geben.

Haltbarkeit: +

Glutenfrei

25.Fleischbällchen gefüllt mit Avocado

Portionen: 3 Portionen

Zubereitungszeit: 14 Minuten

Zutaten

- ½ Avocado
- 300 g gehackt Rindfleisch
- 2 Knoblauchzehen
- 1 M-Ei
- Eine Handvoll Petersilie
- Spritzer Tabasco-Sauce
- 1 EL Olivenöl
- Pfeffer, Salz

Nährwerte pro Portion

218 kcal (913 kJ) | 21,5 g Eiweiß / 1,6 g Kohlenhydrate / 12,8 g Fett

Zubereitung

1. Hacke die Knoblauchzehen und die Petersilie in feine Stückchen. Schneide die ½ Avocado in 12 kleine Würfel.
2. In einer großen Schüssel 300 g Rinderhackfleisch, Knoblauch, 1 M-Ei, Petersilie, Spritzer Tabasco, Salz und Pfeffer vermischen.
3. Die Mischung mit den Händen kneten, bis alles gut vermischt ist.
4. Frikadellen in kleine Portionen formen.
5. Ein Würfel Avocado in die Mitte des Fleischbällchens drücken und verschließen. So fortfahren, bis die ganze Masse aufgebraucht ist.
6. 1 EL Olivenöl in einer großen Pfanne bei mittlerer Hitze erhitzen. Dann die Frikadellen etwa 6 Minuten goldbraun backen.

Haltbarkeit: +++

Glutenfrei | Laktosefrei

26.Mandel-Curry-Frittata mit Tomatensalat

Portionen: 2 Portionen

Zubereitungszeit: 21 Minuten

Zutaten

- 1 mittelgroße Zwiebel
- 3 M-Eier
- 4 mittelgroße Tomaten
- 50 g gehackte Mandeln
- 1 Orange
- 3 EL Olivenöl
- 1 EL Balsamico
- 1 Bund Basilikum
- Salz, Pfeffer, Curry

Nährwerte pro Portion

367 kcal (1531 kJ) | 17,5 g Eiweiß / 5,8 g Kohlenhydrate / 30,0 g Fett

Zubereitung

1. Basilikum hacken und Zwiebel würfeln. Anschließend mit 1 EL Olivenöl in einer Pfanne glasig an dünsten.
2. Basilikum in die Pfanne geben.
3. Eier mit TL Salz und Curry und Zwiebel-Basilikum-Mix vermischen.
4. 50 g gehackten Mandeln mit 1 EL Olivenöl in einer Pfanne anrösten.
5. Eimasse dazugeben und bei geringer Hitze ca. 7 Minuten stocken lassen.
6. Wenden und nochmals 3 Minuten braten (=Frittata).
7. 4 mittelgroße Tomaten und 1 Orange in Stücke schneiden und gut mischen.
8. 1 EL Olivenöl, Balsamico, Salz und Pfeffer verrühren und zum Tomaten-Orangen-Salat geben (=Dip).
9. Den Dip zur Frittata reichen.

Haltbarkeit: +

Glutenfrei | Laktosefrei | Hauptmahlzeitersatz

27.überbackene Auberginen

Portionen: 1 Portion

Zubereitungszeit: 27 Minuten

Zutaten

- 120 g Auberginen
- 100 g Hüttenkäse
- 5 Cherry-Tomaten
- 1 mittelgroße Zwiebeln, in Ringe geschnitten
- Pfeffer, Salz

Nährwerte pro Portion

129 kcal (541 kJ) | 15,2 g Eiweiß / 5,9 g Kohlenhydrate / 4,4 g Fett

Zubereitung

1. Schneide 1 mittelgroße Zwiebel in Ringe und 5 Cherrytomaten in Scheiben. 120 g Aubergine in etwa 1 cm dicke Scheiben schneiden.
2. Die Auberginen mit den Zwiebelringen und Tomatenscheiben gleichmäßig belegen und würzen.
3. Zum Schluss den Hüttenkäse auf den Auberginenscheiben verteilen.
4. Mit Pfeffer und Salz würzen.
5. Das Ganze im vorgeheizten Backofen bei etwa 200°C Ober-/Unterhitze (Umluft 180°C) 20-25 Minuten backen.

Variante

A. Verwende anstelle der Cherry-Tomaten reife Datteln.

Haltbarkeit: +

Glutenfrei

28.Avocado mit Mozzarella und gegrillter Paprika

Portionen: 3 Portionen

Zubereitungszeit: 22 Minuten

Zutaten

- 1 Avocados
- 1 rote Paprikaschoten
- 25 g Pinienkerne
- 1 Kugeln Büffelmozzarella (je 125 g)
- 1,5 Stiele Basilikum
- 0,5 Limette, 3 EL Olivenöl
- Pfeffer, Salz

Nährwerte pro Portion

336 kcal (1403 kJ) | 11,7 g Eiweiß / 3,8 g Kohlenhydrate / 30,5 g Fett

Zubereitung

1. 1 rote Paprika vierteln, putzen und entkernen. Mit der Hautseite nach oben auf ein Backblech legen und flach drücken. Auf der obersten Schiene unter dem vorgeheizten Backofengrill grillen, bis die Haut Blasen wirft.
2. 25 g Pinienkerne in einer Pfanne ohne Fett goldbraun rösten und auf einem Teller abkühlen lassen.
3. Paprika in 2 cm große Stücke schneiden.
4. Mit Pfeffer und Salz würzen.
5. Büffelmozzarella trocken tupfen und in 2 – 3 cm große Stücke schneiden und auf 3 Teller verteilen.
6. Basilikumblätter von den Stielen zupfen und grob zerpflücken.
7. Die Avocados längs halbieren, entkernen und das Fruchtfleisch mit einem großen Löffel aus der Schale heben. Die Hälften in je 6 – 8 Scheiben schneiden.
8. Die Limette heiß abspülen, trocken tupfen und insgesamt 2 TL Schale über die Mozzarella-Portionen reiben.
9. Anschließend die Limette halbieren und auspressen. Avocado-Scheiben auf den Tellern verteilen und mit je 2 – 3 TL Limettensaft beträufeln. Mit Pfeffer und Salz würzen.

10. Basilikum und Paprika auf die Avocados geben. Mit insgesamt 3 EL Olivenöl beträufeln und mit Pinienkernen bestreuen.

Variante

A. Servieren mit etwas Low-Carb Brot.

Haltbarkeit: +

Glutenfrei

29.Tomaten-Mozzarella-Salat

Portionen: 1 Portionen

Zubereitungszeit: 6 Minuten

Zutaten

- 1 große Tomate
- 125 g Mozzarella light
- 1 kleine Zwiebel
- 4 Blätter Basilikum
- 1 EL Weißweinessig
- 2 EL Olivenöl
- Pfeffer, Salz

Nährwerte pro Portion

189 kcal (787 kJ) | 11,8 g Eiweiß / 0,6 g Kohlenhydrate / 14,5 g Fett

Zubereitung

1. Schneide die Tomate in mittelgroße Stückchen. Zerhacke die Zwiebel in feine Stückchen. Rupfe die Basilikumblätter auseinander und erhalte kleine Stückchen
2. Zerrupfe oder schneide die 125 g Mozzarella in kleine Stückchen.
3. Mische alle Zutaten in einer kleinen Schüssel.
4. Gib 1 EL Weißweinessig und 2 EL Olivenöl hinzu und mische erneut gut durch.
5. Würze als letzten Schritt kräftig mit Pfeffer und etwas Salz.

Varianten

A. Anstelle der Zwiebel kannst du auch Zwiebellauch verwenden.
B. Variiere den Essig hin und wieder und erhalte ein ganz neues Geschmackserlebnis
C. Serviere den Salat auf etwas angeröstetem Vollkornbrot.

Haltbarkeit: +++

Glutenfrei

30.Harzer-Käse-Salat

Portionen: 2 Portionen

Zubereitungszeit: 23 Minuten

Zutaten

- 100 ml naturtrüber Apfelsaft
- 1 Stück Rettich (ca. 200 g)
- 2 kleine Zwiebeln
- 300 g Harzer Käse
- 1 Bund Schnittlauch, 2 Blätter Kopfsalat
- 1 EL Senfkörner, 2 EL Apfelessig, 2 EL Olivenöl
- ½ TL Salz, etwas Pfeffer

Nährwerte pro Portion

255 kcal (1065 kJ) | 43,2 g Eiweiß / 7,7 g Kohlenhydrate / 5,6 g Fett

Zubereitung

1. 100 ml Apfelsaft, 2 EL Senfkörner, 2 EL Apfelessig und ½ TL Salz in einem Topf aufkochen. Bei starker Hitze um etwa die Hälfte einkochen lassen.
2. Mit Pfeffer würzen und das Olivenöl mit einem Schneebesen unterschlagen und abkühlen lassen.
3. 200 g Rettich schälen und in sehr feine Scheiben schneiden. 2 kleine Zwiebeln in Ringe schneiden.
4. 300 g Harzer Käse ebenfalls in Scheiben schneiden und mit dem Rettich sowie Zwiebeln in eine Schüssel geben. Die eingekochte Sauce unterheben und alles 10 Minuten ziehen lassen.
5. Schnittlauch in Röllchen schneiden und über den Salat streuen.
6. Nach Belieben mit etwas Kopfsalat garnieren.

Varianten

A. Als Salat können alle erdenklichen Arten gewählt werden wie beispielsweise Feld- oder Endiviensalat.

Haltbarkeit: +

Glutenfrei

31.Gegrillter Lachs auf Salat

Portionen: 3 Portionen

Zubereitungszeit: 20 Minuten

Zutaten

- 100 g gemischten Blattsalat
- 100 g Cherry-Tomaten
- 4 Radieschen
- 2 Lachsfilets mit Haut (je 100 g)
- Pfeffer, Salz
- 2 EL Rotweinessig
- 1 TL Senf
- 2 EL Olivenöl

Nährwerte pro Portion

271 kcal (1131 kJ) | 21,5 g Eiweiß / 1,3 g Kohlenhydrate / 19,7 g Fett

Zubereitung

1. 100 g gemischten Blattsalat in kleinere Stücke zupfen. 100 g Cherry-Tomaten vierteln. Radieschen in dünne Scheiben schneiden.
2. 2 Lachsfilets mit Salz und Pfeffer würzen.
3. Die Lachsfilets auf Hautseite 5-6 Minuten bei mittlerer Hitze braten.
4. Inzwischen 2 EL Rotweinessig in einer großen Schüssel mit 2 EL Wasser, 1 TL Senf und 2 EL Olivenöl zu einem Dressing vermischen. Mit Salz und Pfeffer würzen.
5. Lachsfilets wenden und auf der Fleischseite in 1-2 Minuten fertigbraten.
6. Tomaten, Radieschen und Blattsalate mit dem Dressing mischen und mit den Lachsfilets anrichten.

Haltbarkeit: +

Glutenfrei

32.Caesars Salat

Portionen: 4 Portionen

Zubereitungszeit: 20 Minuten

Zutaten

- 1 Romana-Salatkopf
- 50 g gehobelter Parmesan
- 2 Hähnchenbrustfilets (je 100 g)
- 100 g Speckwürfel
- 2 kleingehackte Knoblauchzehen
- 2 EL Zitronensaft
- 1 TL Senf
- 1 EL Worcestersauße
- 8 EL Olivenöl
- Pfeffer, Salz

Nährwerte pro Portion

288 kcal (1199 kJ) | 21,8 g Eiweiß / 0,4 g Kohlenhydrate / 21,7 g Fett

Zubereitung

1. Soße: Alle Zutaten (2 EL Zitronensaft, TL Senf, 1 EL Worcestersauße und 2 kleingehackte Knoblauchzehen; außer dem Olivenöl) in einen Mixbecher geben und pürieren. Währenddessen geben Sie das Olivenöl langsam hinzu, bis eine cremige, sämige Soße entsteht. Abschließend noch mit Salz und Pfeffer abschmecken.
2. Salat: Teilen Sie den Romana Salatkopf in mundgerechte Stücke.
3. Fleisch: Währenddessen die Speckwürfel sowie die Hähnchenbrustfilets in einer Pfanne knusprig braten.
4. Anschließend das Hähnchen mit Speckwürfel in Stückchen schneiden und zusammen mit dem gehobelten Parmesan über den Salat geben und Soße drüber verteilen.

Haltbarkeit: +

Glutenfrei

33.Brokkoli-Schinken-Salat

Portionen: 3 Portionen

Zubereitungszeit: 15 Minuten

Zutaten

- 750 g Brokkoli
- 200 g gekochter Schinken
- 30 g Mandeln
- 3 EL gehobelter Parmesan
- 5 TL Rotweinessig
- 2 EL Olivenöl
- Pfeffer, Salz
- Muskatnusspulver

Nährwerte pro Portion

316 kcal (1322 kJ) | 30,4 g Eiweiß / 7,3 g Kohlenhydrate / 18,5 g Fett

Zubereitung

1. Kochen Sie 750 g Brokkoli bissfest.
2. Währenddessen schneiden Sie 200 g gekochten Schinken in Streifen.
3. Rösten Sie 30 g Mandeln in einer Pfanne ohne Fett an.
4. 2 TL Rotweinessig, 2 EL Olivenöl, Salz und Pfeffer und etwas Muskatnusspulver zu einer Soße verrühren.
5. Anschließend die Soße über den Brokkoli geben und mit den Schinkenstreifen und den Mandelblättern sowie dem frisch gehobelten Parmesan bestreuen.

Variante

A. Anstelle des Kochschinkens ist Salami eine leckere Alternative.

Haltbarkeit: +

Glutenfrei

34.Hüttenkäse-Salat

Portionen: 2 Portionen

Zubereitungszeit: 10 Minuten

Zutaten

- 1 rote oder gelbe Paprikaschote
- 100 g gemischter Blattsalat
- 100 g Putenbrustaufschnitt
- 100 g Hüttenkäse
- Pfeffer, Salz
- 1 EL Olivenöl

Nährwerte pro Portion

123 kcal (513 kJ) | 17,9 g Eiweiß / 0,9 g Kohlenhydrate / 5,3 g Fett

Zubereitung

1. 1 Paprika klein schneiden und in eine Schüssel zusammen mit klein gerupften 100 g Blattsalatstückchen füllen.
2. 100 g Putenbrustaufschnitt in Streifen schneiden und zum Salat geben.
3. 100 g Hüttenkäse in kleine Stückchen teilen und in die Schüssel füllen. 1 EL Olivenöl dazu geben und mit Salz sowie Pfeffer würzen
4. Alles gut durchmischen.

Varianten

A. Für unsere Knoblauchfreunde empfiehlt sich eine frische Knoblauchzehe mit rein zu raspeln.
B. Anstelle der Paprika schmeckt eine ½ Avocado vorzüglich.
C. Kochschinken ist eine leckere Alternative zu dem Putenbrustaufschnitt.

Haltbarkeit: +

Glutenfrei

35.italienischer Thunfisch-Salat

Portionen: 2 Portionen

Zubereitungszeit: 12 Minuten

Zutaten

- 3 mittelgroße Tomaten
- 1/2 Dose Thunfisch (50 g)
- 1/2 Packung Mozzarella (60 g)
- 1 Bund Basilikum
- 1 hart gekochtes M-Ei
- 1/4 Becher Crème fraîche (insgesamt 35 g)
- 1 EL Olivenöl
- Pfeffer, Salz

Nährwerte pro Portion

252 kcal (1053 kJ) | 17,0 g Eiweiß / 2,4 g Kohlenhydrate / 19,2 g Fett

Zubereitung

3. 3 Tomaten in kleine Stückchen schneiden. Die Blätter von 1 Bund Basilikum klein hacken.
4. 60 g Mozzarella und den Thunfisch abtropfen lassen und in kleine Stücke schneiden.
5. 1 hart gekochtes M-Ei würfeln und zusammen mit dem Thunfisch, Mozzarella, Tomatenwürfel, Basilikum und Oliven vermischen.
6. Mit Pfeffer, Salz und 1 EL Olivenöl abschmecken.
7. Zum Abschluss 1/4 Becher Crème fraîche unterheben.

Variante

A. Anstelle des Crème fraîche kann auch Naturjoghurt oder verdünnter 40%-Quark verwendet werden.

Haltbarkeit: +

Glutenfrei

36.Frutti-di-Mare-Salat

Portionen: 1 Portion

Zubereitungszeit: 11 Minuten

Zutaten

- 125 g tiefgekühlter Frutti-di-Mare-Mix
- 50 g Staudensellerie
- 50 g Cherry-Tomaten
- 50 g gemischter Blattsalat
- ½ rote Paprika
- 1/2 Knoblauchzehe
- 3 TL Zitronensaft
- 3 EL Olivenöl
- Pfeffer, Salz

Nährwerte pro Portion

209 kcal (866 kJ) | 14,8 g Eiweiß / 2,9 g Kohlenhydrate / 14,6 g Fett

Zubereitung

1. 125 g Frutti-di-Mare-Mix in einem Sieb auftauen lassen und kalt.
2. 50 g Sellerie in Scheiben schneiden. 1/2 Paprika entkernen und in dünne Streifen schneiden. 50 g Cherry-Tomaten halbieren.
3. Das Gemüse in einer Schüssel zusammenfügen und durchmischen.
4. Zitronensaft mit 2 EL Olivenöl verrühren, den Knoblauch dazu pressen und das Dressing mit Salz sowie Pfeffer würzen.
5. 1 EL Olivenöl in einer Pfanne erhitzen und die Meeresfrüchte darin kurz anbraten.
6. Die Früchte auf das Gemüse geben und mit dem Dressing beträufeln.

Haltbarkeit: +

Glutenfrei

Bonus: Simple Low Carb Snacks auf die Hand

Gekochtes Ei

M-Ei: 53 – 63 g

L-Ei: 63 – 73 g

Nährwerte pro 100 g

155 kcal (649 kJ) | 12,6 g Eiweiß / 1,1 g Kohlenhydrate / 10,6 g Fett

Glutenfrei | Laktosefrei

Mohrrübe

Nährwerte pro 100 g

21 kcal (88 kJ) | 1 g Eiweiß / 3,6 g Kohlenhydrate / 0,2 g Fett

Glutenfrei | Laktosefrei

Eiweißriegel

Besonders für Sportler geeignet.

Verwende nur gesunde Riegel die mit natürlichen Mittel hergestellt ohne Zusatzstoffe. Hier haben sich besonders die QuestBars hervorgetan. Diese gibt es in den verschiedensten leckeren Geschmacksrichtungen. Für den Einstieg empfiehlt sich ein Mix-Paket um alle Geschmacksrichtungen mal auszuprobieren.

Nährwerte pro 100 g (Cookies & Cream)

300 kcal (1256 kJ) | 35 g Eiweiß / 5 g Kohlenhydrate / 11,7 g Fett

Salami-Sticks

Nährwerte pro 100 g

515 kcal (2156 kJ) | 36 g Eiweiß / 0,5 g Kohlenhydrate / 41 g Fett

Glutenfrei | Laktosefrei

Handvoll Nüsse (oder Samen)

Nährwerte pro 100 g (Wallnüsse)

716 kcal (2998 kJ) | 14,4 g Eiweiß / 3,7 g Kohlenhydrate / 69,1 g Fett

Glutenfrei | Laktosefrei

Schoko/Vanille-Eiweißdrink mit Sojamilch

Nährwerte pro 100 g

375 kcal (1570 kJ) | 86 g Eiweiß / 4,1 g Kohlenhydrate / 1,6 g Fett

Glutenfrei | Laktosefrei

Käsesticks

Nährwerte pro 100 g

295 kcal (1235 kJ) | 26,7 g Eiweiß / 0,4 g Kohlenhydrate / 20,8 g Fett

Glutenfrei

1 Glas Buttermilch

Nährwerte pro 100 ml

39 kcal (162 kJ) | 3,4 g Eiweiß / 4,2 g Kohlenhydrate / 0,6 g Fett

Glutenfrei | Laktosefrei

Ein paar Hackbällchen

Nährwerte pro 100 g

235 kcal (984 kJ) | 14 g Eiweiß / 7 g Kohlenhydrate / 17 g Fett

Glutenfrei | Laktosefrei

Kefir

Nährwerte pro 100 ml

46 kcal (193 kJ) | 3,5 g Eiweiß / 4,1 g Kohlenhydrate / 1,5 g Fett

Glutenfrei | Laktosefrei

Naturjoghurt mit einigen Beeren

Nährwerte pro 100 g

32 kcal (134 kJ) | 5,2 g Eiweiß / 4,2 g Kohlenhydrate / 0,1 g Fett

Glutenfrei | Laktosefrei

Papaya

Nährwerte pro 100 g

13 kcal (54 kJ) | 0,5 g Eiweiß / 2,4 g Kohlenhydrate / 0,1 g Fett

Glutenfrei | Laktosefrei

Hähnchenstreifen

Nährwerte pro 100 g

153 kcal (641 kJ) | 25 g Eiweiß / 2 g Kohlenhydrate / 5 g Fett

Glutenfrei | Laktosefrei

fertiger Krabbensalat

Nährwerte pro 100 g

229 kcal (959 kJ) | 9,5 g Eiweiß / 7,7 g Kohlenhydrate / 17,8 g Fett

Glutenfrei | Laktosefrei

Packung Mozzarella und 1 große Tomate

Nährwerte pro 100 g

279 kcal (1172 kJ) | 21 g Eiweiß / 6,2 g Kohlenhydrate / 19,4 g Fett

Glutenfrei

Antipasti: gefüllte Peperoni mit Frischkäse

Nährwerte pro 100 g

169 kcal (708 kJ) | 3 g Eiweiß / 1 g Kohlenhydrate / 17 g Fett

Glutenfrei

Danke schön!

An dieser Stelle ein großes Dankeschön an dich für das Kaufen des Low Carb Snack Buchs.

Du kannst nun jederzeit einen wunderbaren Begleiter für den kleinen Hunger zwischendurch zaubern. Ich hoffe dich auch zu einigen kreativen Ideen für neue Snacks angeregt zu haben.

Ich weiß, dass es viele Bücher und Ebooks über Snacks gibt. Aber du hast meinem Buch eine Chance gegeben.

Dafür ein großes Dankeschön. Wenn dir gefallen hat was du gelesen hast, dann brauche ich deine Unterstützung! Bitte nimm dir einen kurzen Moment für eine Bewertung auf Amazon.

Dieses Feedback wird mir helfen weiter zu schreiben und neue Buchs mit tollen Rezepten zu veröffentlichen. Wenn es dir gefallen hat, lasse es mich bitte wissen :-)

Impressum

Hinweise für den Leser und Nutzer dieses Werkes

Alle Aussagen dieses Buches sind nach bestem Gewissen des Autors getroffen worden. Die Umsetzung der Ratschläge obliegt der alleinigen Verantwortung des Lesers. Es wird keinerlei Haftung seitens des Autors übernommen.

ISBN-13: 978-1508499169

Marie Jung wird vertreten durch:

Patrick Lehmann

Guineastraße 7

13351 Berlin

Deutschland

Coverdesign: Erandhi Piyadigamage (www.eclore-design.de)

Coverbild: © Maksim Shebeko - Fotolia.com

Erstauflage 2014

Printed in Germany by Amazon Distribution GmbH, Leipzig

17618735R00035

Printed in Poland
by Amazon Fulfillment
Poland Sp. z o.o., Wrocław